こころが軽くなる

マインドフルネスの本

Masao Yoshida
吉田昌生

清流出版

はじめに

最近、笑いましたか?

最近、心から、笑いましたか?

子供の頃は泣いたり笑ったり、自由に感情を表現していたのに、大人になるにつれて、役割や責任が生じ、いろんな欲求や気持ちを押し殺して生きるようになります。

忙しい日々に追われ、感情を味わう暇もなく、自分の気持ちを大切にする余裕もありません。

そんなふうに、ずっと自分の本音を抑えて、頑張り続けていると、徐々に感情を抑圧するのが癖になってきます。

様々な感情、ストレス、緊張が心と身体に蓄積していくにつれて、身体も顔の表情も硬くなってきます。

やがてそれが溢れ出るように、人間関係や健康、仕事にも悪影響を与えるようになってしまうのです。

実は、以前の私も、そうなってしまった1人です。

最近、笑っていない。心から感動していない。

世界が色あせて見える。なんだか気が重い。

凹んで自信をなくし、疲れて何もする気がしない。

そんな状態から、ヨガと瞑想に出会って、私の人生は好転し始めました。

さらに、マインドフルネスを日常生活に取り入れることで人生が激変しました。

身体は健康になり、人間関係も安定しました。日々幸せを感じることが増え、子供のときの無邪気さ、みずみずしい感受性を取り戻すことができました。

もちろん、今でも落ち込むことやイライラすることもありますが、そんなときでも自分の感情とうまく付き合えるようになりました。

本書には、自分の心と上手に付き合うためのマインドフルネスのエッセンスを盛り込んでいます。

マインドフルネスの基本的な考え方はもちろん、ヨガのポーズと、その根底にある東洋思想もご紹介しています。

日常生活に、マインドフルな時間を増やしていくことで、「今の自分」を大切にし、本当の幸せに気づけるようになるはずです。

この本を読む全ての人の心が軽くなりますように。子供のときのような楽しさを取り戻せますように。

そんな祈りを込めて。

『こころが軽くなる　マインドフルネスの本』　目次

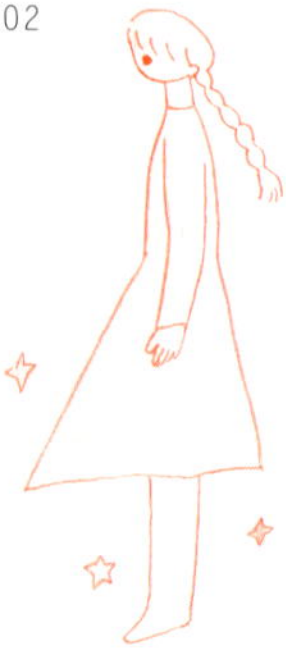

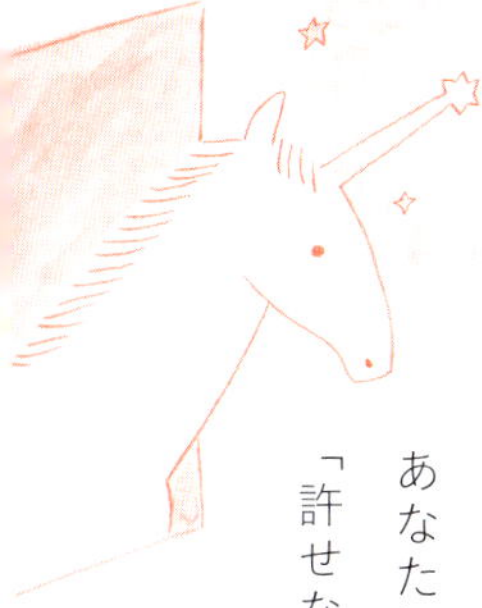

第2章

自分を大切にすること。無条件に自分を愛すること。

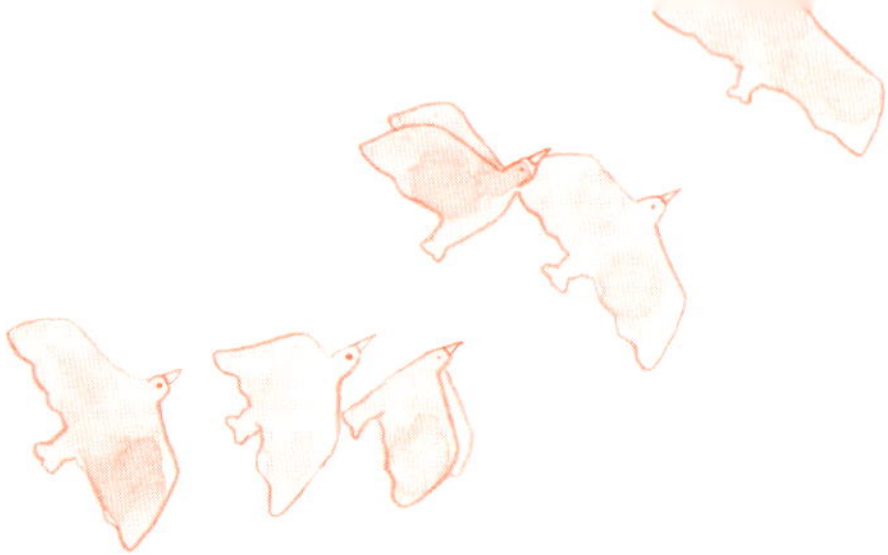

第3章

心と身体はつながっています。身体を感じましょう。

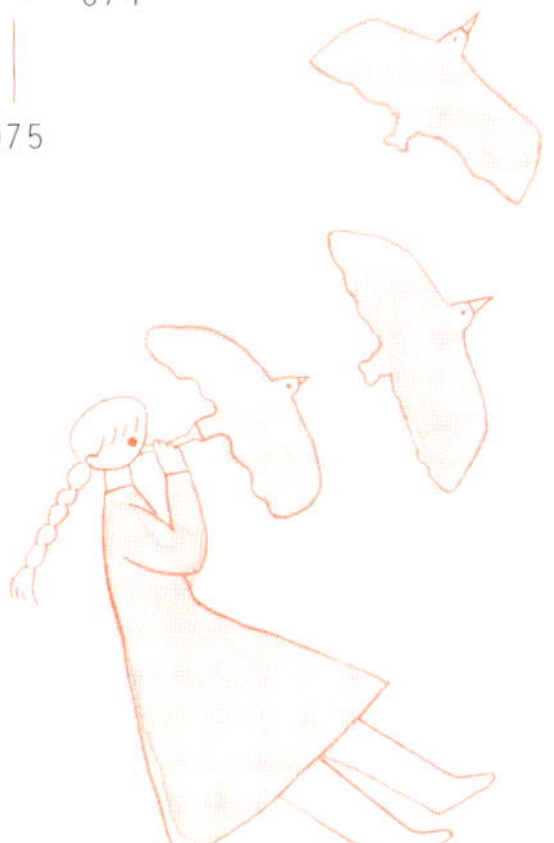

第4章

マインドフルネスが深まった後の世界で、あなたが出会うもの。

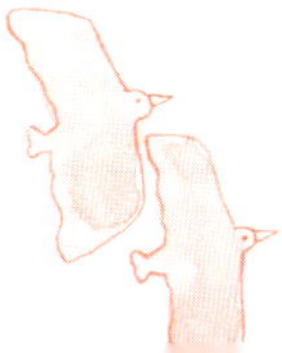

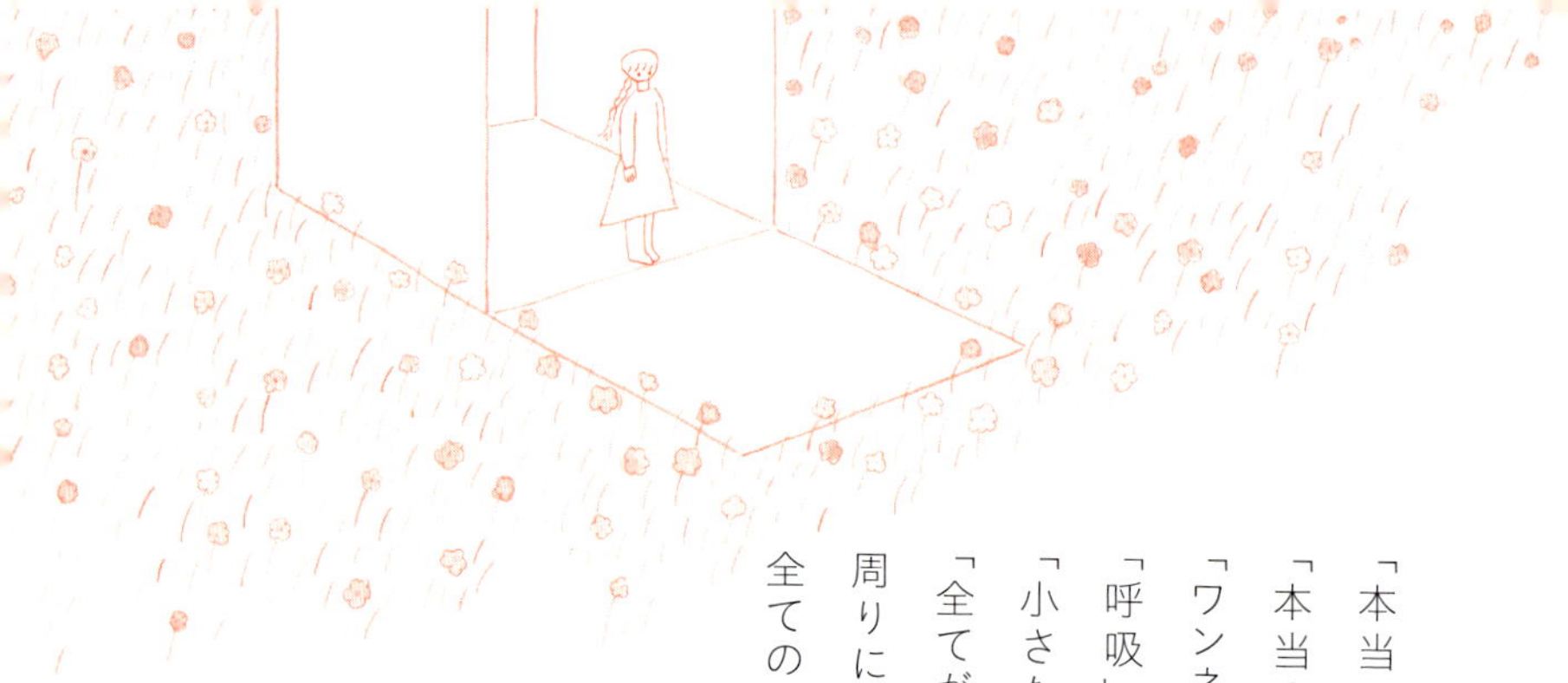

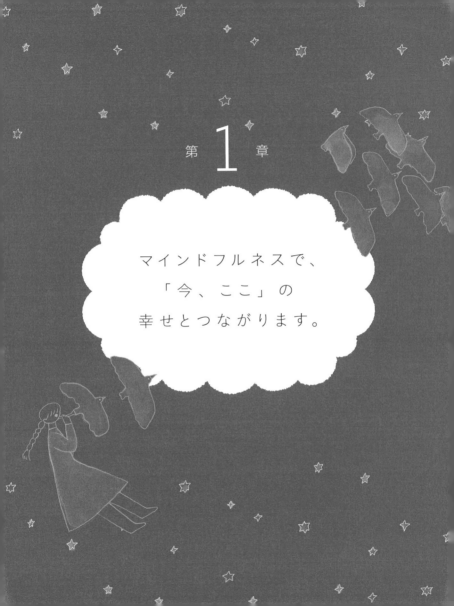

第1章

マインドフルネスで、「今、ここ」の幸せとつながります。

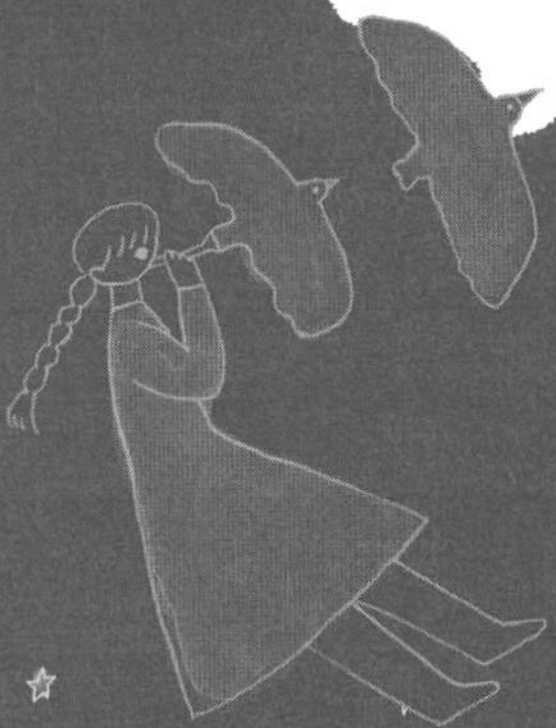

過去でも未来でもなく、「今」を生きる

「ストレス社会」と言われる現代。

その原因の1つに、無意識の「思考」や「感情」に振りまわされていることがあげられます。

私たちは、1日の半分近くの時間を考えごとをして過ごしています。

まだ起きてもいない未来のことを考えて不安になったり、過ぎてしまった過去を思い出して後悔したり……。

心は無意識に未来や過去にさまよって、ストレスを感じ、エネルギー漏れしているのです。

これを止めるには、無意識に思考していることに気づき、「今、ここ」に意識を向けることが大切です。

心が未来や過去に向かったとき、不安や恐れ、後悔、緊張が生まれます。

ですが、私たちの心が完全に「今、ここ」にあるとき、思考がつくりだす苦しみから解放されます。

マインドフルネスは「今、ここ」にある練習です。

過去や未来にさまよいがちな心に気づき、「今、ここ」に引き戻していくことで、徐々に、心のエネルギー漏れが減り、心と身体にエネルギーが溜まっていきます。

「気づき」とは、なんでしょう？

「マインドフルネス」は「気づき」の練習と言われます。
では、「気づき」とは、いったいなんでしょう？

実感していただくために、呼吸に意識を向けてください。
今、どんな呼吸をしていますか？
呼吸によって、お腹がしぼんだり、膨らんだりしているのを感じることはできますか？

これが呼吸への「気づき」です。

この文章を読む前から、呼吸していて、ずっとそこに呼吸の感覚はあったはずですが、それを自覚してはいなかったと思います。

意識を向けることで、呼吸の感覚をはっきりと感じられます。息を吸うときにはお腹が膨らんで、息を吐くときにはお腹が背中に近づいていきます。

その呼吸によって生じる身体の感覚を、ありのまま感じていきましょう。

呼吸を操作したり、頑張って雑念をなくそうとしたり、リラックスしようとする必要はありません。

大切なのは、「気づき」続けること。

瞬間、瞬間、呼吸の身体感覚を感じることで、「今、ここ」とつながることができます。

マインドフルな感覚がつかめましたか？

いかがでしたでしょうか？

なんとなく「マインドフル」な感覚はつかめましたか？

基本は呼吸の感覚ですが、呼吸以外の様々な感覚にも応用できます。

視覚、聴覚、触覚、味覚、嗅覚などの五感の感覚、時には自分の心を観察していきます。

「マインドフルネス」を実践することで、「気づく力」が高まります。

この気づきの力は、目には見えませんが、筋力や学力のように、トレーニングで誰でも養うことができます。

「マインドフルネス」のベースには、仏教やヨガなど、東洋思想の伝統的な教えが流れています。

瞑想は、２５００年以上前から、その効果の高さゆえ、人から人へと伝えられてきた人類の智慧です。

「マインドフルネス」は、宗教性や修行の要素を排除し、仏教瞑想のエッセンスだけを抽出した、メンタルトレーニングです。

瞑想と言っても、信仰も戒律も必要ありません。

その効果は、脳科学や心理療法の分野でも実証されており、正しく実践すれば、誰でもその恩恵にあずかることができるのです。

1つのことに集中し、「今、ここ」の幸せとつながります

瞑想の基本は、呼吸の感覚に対象を定め、集中すること。そこからずれたら戻すことです。

未来や過去に心がさまよったら、今この瞬間に引き戻します。集中がずれたことに、気づいては戻す、気づいては戻す。その繰り返しによって、集中が長続きするようになります。

最初は努力が必要ですが、一心不乱によどみなく連続した注意を対象に向け続けると、徐々に、心が安定し、努力がいらなくなってきます。

頭の中の未来や過去という概念が消えてなくなり、「今、ここ」の幸せとつながることができるのです。

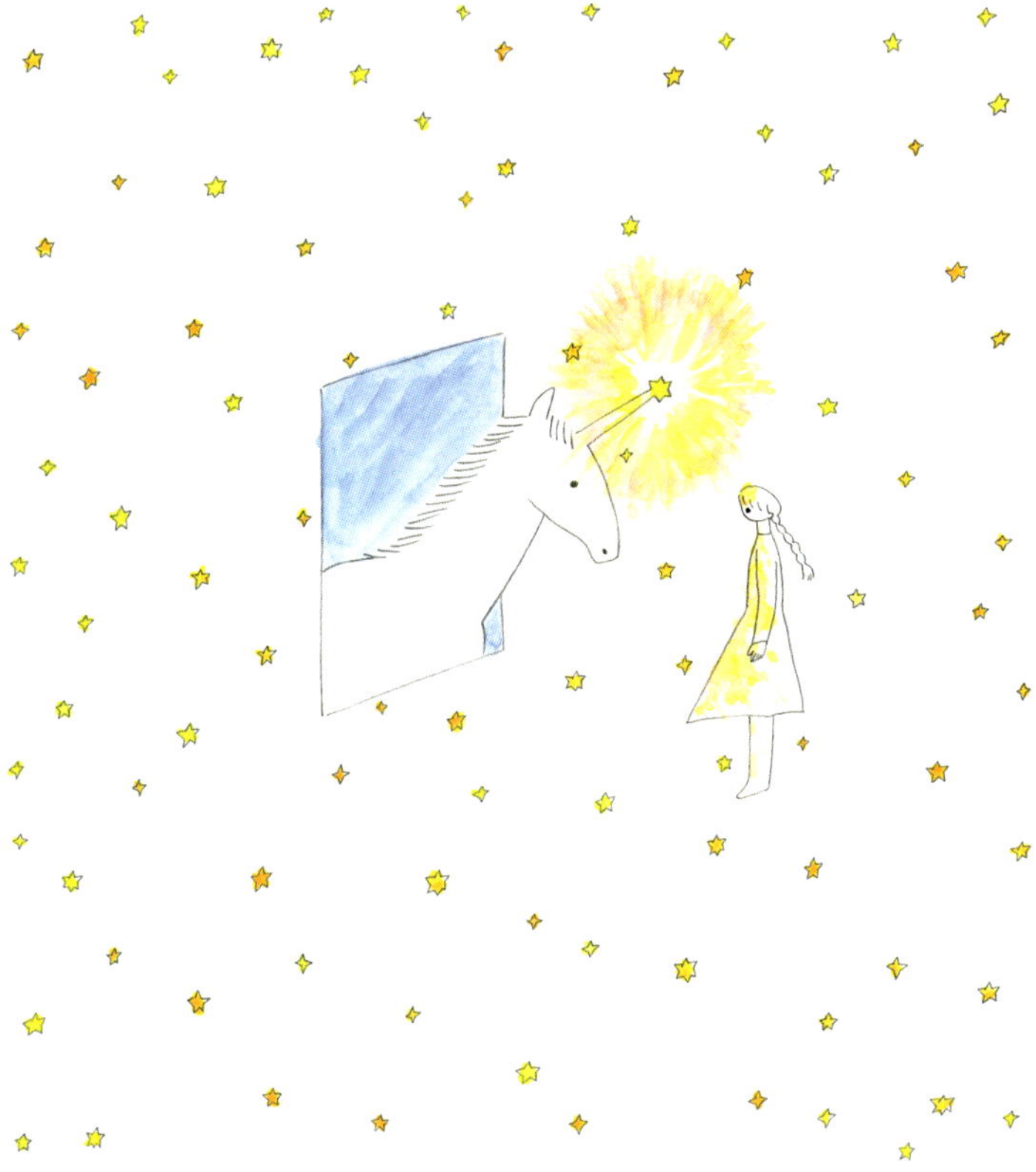

雑念が湧いてもいいんです

瞑想すると、必ず雑念が湧いてきます。

いろんな思いや考えが意識の奥のほうから、まるで泡のように、自然と湧いてきます。

誰しも雑念が湧くものです。

とくに瞑想を始めたばかりの頃は、集中力も弱く、気づくと全然違うことを考えていた……ということが何度も何度も起こります。

雑念が湧いてもいいんです。大切なことは、雑念が湧いていることに「気づく」こと。ふだんの私たちは、自分が今、何を考えているのか気づいていません。

気づくことで、はじめて雑念を手放すことができます。

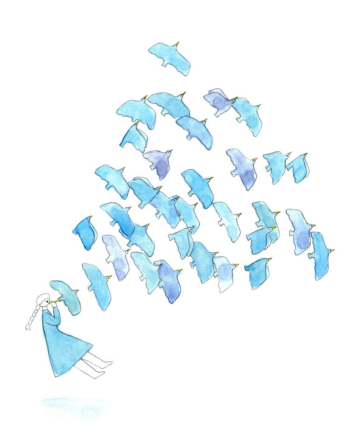

「無になること」が目的ではありません

「瞑想」と聞くと、「無にならなければいけない」と思うかもしれません。ですが、マインドフルネスでは、無になることは、さほど重要ではありません。

大切なのは、あくまで「気づくこと」。

「無になること」ではなく、「気づき」を目的にしてください。瞑想中の「気づき」は大きく分けて2つです。

1、呼吸への気づき
2、注意がずれたことへの気づき

この2つの気づきを繰り返すことで、心のコントロール力が高まります。

呼吸の感覚に意識を向けていると、必ず雑念が湧いてきます。注意がずれたことに気づいたら、呼吸の感覚をつかって、また意識を「今、ここ」に引き戻します。

湧いてくる思いや考えの中に入り込まず、また無理に消そうともせず、受け流すようにしましょう。

吐く息にのせて、ゆっくりと解き放っていくイメージです。

何度も何度も、自動的に湧いてくる思考に気づいて手放すことで、脳と心が鍛えられます。この繰り返しによって、日常生活でも、過去や未来のどうしようもないことを考えすぎていることに気づきやすくなり、「今、ここ」を感じている時間が増えていきます。

何もしないことで、心にスペースをつくります

私たち現代人は、何もしないでいることが苦手です。

何もしないこと、役にたっていないことに罪悪感を覚え、今よりもっとよくなろう、何かを成し遂げよう、と常にどこかに向かっています。

瞑想は、一見、非生産的に見えますが、「何もしない時間」をもつことで、心にスペースが生まれます。何もしないで「今、ここ」に深くくつろぐとき、ふっと素晴らしいアイデアが浮かんできたりするものです。

やるべきことは何もありません。

頭のスイッチをオフにして、あるがままの自分自身と向き合ってみましょう。

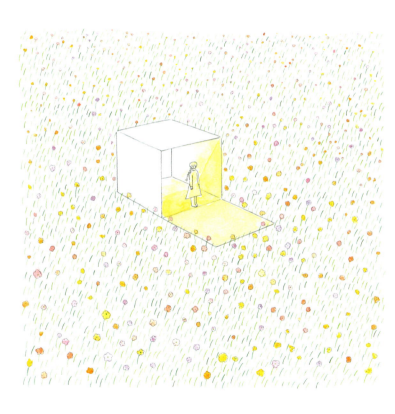

「待つ」のをやめてみます

「待つ」というのは、心の状態です。

私たちが何かを「待つ」とき、微細な焦りやイライラを感じています。

心が未来に向かうことで、あるがままの現実との間に摩擦が生まれ、ストレスを感じているのです。

もしよければ、今日1日、「待ち」時間を瞑想的に過ごしてみませんか？

「待っている」ことに気づいたら、「今、ここ」に意識を向けてみましょう。

例えば、スーパーのレジの列が進まなくてイライラしているとき。

まずは自分が「待っている」ことに気づきます。

身体の中の緊張、イライラを注意深く観察します。


次に、頭の中の声にも気づいていきます。

「まだかなぁ」「遅いよ!」「あっちの列のほうが早かった」などという思いや考えがあるかもしれません。


身体と頭の状態に気づいたら、吐く息にのせて、その思いや考えを受け流します。今この瞬間の身体の感覚に意識を向けていきます。


呼吸と身体が同調している感覚を感じてみましょう。

全ての注意を呼吸の感覚に向けて、5回深呼吸します。

それまであった焦りやイライラ、ストレスが消えたら、今起こっている出来事、状況と調和している証《あかし》です。

「歩く瞑想」で、一歩一歩を、大切に歩きます

悩みは、心の中で起こっています。

だから、気持ちを切り替えたいときは、外側の感覚に意識を向けることが有効です。

とくに、心が波打っているときは「歩く瞑想」がオススメです。意識を歩く感覚に向けることで、波打っていた感情や思考が落ち着いていきます。

やり方は簡単。

足の裏に注意を向け、その感覚を味わいながら歩くだけ。今この瞬間、歩くことに全ての意識を向けていきましょう。

ふだんより少しゆっくり歩くと、足の感覚に注意を向けやすくなるかもしれません。

目的地や目標を定めずに、ただ、歩く。

どこかに行くためのではなく、歩いていること自体を目的にします。

右足が地面についたら、その右足の感覚に気づきます。

左足が地面についたら、その左足の感覚に気づきます。

目的地のことは一旦脇において、一歩、一歩の感覚を意識して歩きましょう。

今、この瞬間の身体の感覚に意識を向けて歩くことで、徐々に、頭の中の声が静かになっていきます。

マインドフルに、相手の話を聞きます

誰かと会話をするときも、相手の話に全ての注意を向けることで、マインドフルネスの実践になります。

まず相手の話に、100パーセント注意を向けます。
マインドフルに、相手の言葉や表情、感情を、聴覚や視覚などの五感を通して感じてみましょう。

大切なことは、「ちゃんと心が、その場にあるのかどうか」です。

そして余計なアドバイスをせず、ただ、聞く側に回ります。

相手が話しているときに、何か考えごとが浮かんでしまって、注意がそれたことに気づいたら、また注意を相手の話に戻します。

次に大切なのが、「理解しようとする」あり方です。

自分のモノサシで評価や判断をせずに、相手の存在そのものをハートで感じましょう。

相手が話した内容だけでなく、その言葉の裏に、どんな思いがあるのか感じてみましょう。

相手に１００パーセント意識を向けて聞くことで、深い信頼関係を築くことができます。

第2章

自分を大切にすること。
無条件に
自分を愛すること。

マインドフルネスは、自分を愛するトレーニングです

幸せに自分らしく生きる上でもっとも重要なこと。

それは……「自分自身を愛すること」です。

では、「自分を愛する」とは、どういうことなのでしょうか？

インドの詩人タゴールは、「愛とは理解の別名である」と表現しています。

つまり「自分を愛する」とは、自分が感じていることに気づいて「理解」してあげること。

マインドフルネスは、自分の感情、欲求をジャッジせず、ただ理解する練習です。

つまり、自分自身を無条件に愛するトレーニングです。

自分の心と身体を観察していくと、それまで気づいていなかった自分自身に気づきます。

自分のダメなところや、ずるいところ、嫌なところにも気づきます。

たとえ、どんなネガティブな思考や感情であっても、否定せず、「そういうときもあるよね……」と、そんな自分を認めてあげましょう。

ただ気づいて理解するだけで、ネガティブな心の反応は自然と減っていきます。

自分が自分の一番のよき理解者になってあげましょう。

感情は、私たちの一部でしかありません

ふだん、私たちは、感情とべったり一体化して、まるで感情そのものが自分であるかのように勘違いしています。

でも、本当は、感情は私たちの一部でしかありません。
つまり、「感情＝私」ではないのです。

例えば、怒りの感情が湧いたとき。
「私は怒っている」（怒り＝私）ではなく、「身体の中に怒りが湧いている」（怒り≠私）ととらえるようにしましょう。

まずは「自分は今、怒りを感じている」と気づくこと。

気づいたら、深呼吸。
90秒、呼吸だけに、意識を向けます。

これだけでも怒りが静まります。

怒りに飲み込まれず、反応せず、一歩引いたところから見守るようにしましょう。

このように、怒りと距離をとることで、自分で怒るのをやめることができるようになります。

もしも怒りに気づいたら、反応するのではなく観察してみてください。

「自分はなぜ怒っているのだろう?」と怒りの理由や隠れた本音を分析することで、さらに自己理解を深めることができます。

落ち込むことは
悪いことではありません

ネガティブな感情が湧いたとき、自分の内側で起こっていることに注意を向けてみましょう。

そして、自分が感じていることをありのまま、認めてあげましょう。


無理に肯定したり、強がる必要はありません。

孤独や、むなしさ、不安、葛藤を感じてもいいのです。引きこもったり、誰にも会いたくないときがあっていいのです。


落ち込むことは全然、悪いことではありません。

時には、ちゃんと落ち込むことも大事です。

しっかり落ち込むことによって、やがて気持ちは落ち着いてきます。

辛いとき、悲しいときは、そんな自分をぎゅっと抱きしめ、自分の失敗や弱さも丸ごと許してあげましょう。

落ち込んだときこそ、自己受容を深めるチャンスです。もちろん、その渦中にいるときは苦しいですが、その障害を乗り越えることで、成長できます。

人間的に深みや厚みが増したり、他者に対しても思いやり深くなっていきます。

その体験、気づきを人と分かち合うことで、自分以外の誰かの深い気づきになったりもします。

混乱や葛藤も、人間性の向上や、魂の成長に欠かせないギフトなのです。

失敗してもいい、嫌われてもいいんです

自分がやりたいことにチャレンジしてみたい！
でも、なかなか一歩が踏み出せない。
ついつい言い訳したり、先延ばしにしてしまう。

その理由は、「周りの人の目が気になる」「失敗するのが怖い」からかもしれません。

新しいことに挑戦すると、失敗することもあります。
みっともない自分と直面することになるかもしれません。
人から嫌われたり、誤解されることもあるでしょう。
それは、とても心が揺れ動く体験です。

できれば失敗したくないし、傷つきたくないですよね？

**でも、失敗することでしか学べないことがあります。
自分がやりたいことに本気で挑戦するプロセスによって、自己受容を深めることもできます。**

**失敗してもいいんです。
人から嫌われてもいいんです。**

うまくいかなくても、焦る必要はありません。
勇気を出して、自分が好きなことをやりましょう。

大丈夫、私ならできる！
そう自分自身に伝えてあげましょう。
自分自身を信頼してあげましょう。

頭の中の裁判をやめましょう

「こんな私じゃダメだ」

「あの人のあの態度、ありえない！」

こんなふうに、自分や他人を裁いてばかりいませんか？

こんなことを言う私自身も、精神的に苦しかったときは、自分を裁いて、常にジャッジしていました。

人のせいにしたり、自分の正しさを主張することで弱い自分を守っていました。


でも、そうやって、批判ばかりしていると自分が苦しくなります。自分や他人、目の前の出来事に対し、嫌悪で反応するのが癖になると、自分の身体の中に、ストレスや緊張、怒りなどの毒が生まれるのです。

また、いつもイライラしていて批判的な人のところには誰も近寄りたくないので、豊かな人間関係を築くことができず、孤独や不幸を感じやすくなります。

これを止めるには、どうしたらいいのでしょうか？

それは、「ジャッジしていることに気づく」ことです。

気づくことで、無意識に繰り返されている頭の中の裁判をお休みさせることができるようになります。

そして、自分を責めたり、他人を責めたりするのをやめ、その分のエネルギーを、「今できること」に向けていくのです。

批判してイライラしたり落ち込んだりするくらいなら、より自分が楽しくなることや、気分がよくなることに意識を向けましょう。

「べき思考」を手放します

私たちは時に、自分のルールで自分や相手を縛って苦しくなっていることがあります。

そのルールは、自分にとって当たり前のことなので、それがあたかも全ての人に共通のルールだと信じ込んでいることがよくあるのです。

「あの人のあの態度、ありえない！」
「私が正しくて、相手が間違っている！」

このような、「こういうときは、こうあるべき！」という「べき思考」が強くなることによって、苦しくなるのは実は自分自身です。

自分の基準を自分や相手に押し付けると、その考え方に合わない人や状況を受けいれられなくなります。

また、そのように他人に向けられた目は、同時に自分にも向けられていて、自己嫌悪や自責の念、罪悪感を感じやすくなるのです。苦しくなったら、その根っこにある考え方の癖をゆるめましょう。

「～すべきだ」という考えに気づいたら、「～できたらいいけど、そうできないこともあるよね」「～できるに越したことはないけど、そうじゃないときがあってもいいよね」と、自分のルールをゆるめてみましょう。

ちょっとぐらい、ルールから外れたって、大丈夫。
自分にも、相手にも、もっと大らかになってあげましょう。

あなたにとって「許せない相手」

あなたにとって、「許せない相手」はいますか？

心で責めている相手はいますか？

あの人だけは、どうしても許せない、どうしても許したくない、と思っている人がいるかもしれません。


その人を許すことはできますか？


許すのは、相手のためではなく、自分のためです。

「許せない」という想念によって苦しむのは、相手ではなく、あなた自身です。


許しとは、怒りからあなたを解放すること。

自分の心を自由にすることです。

「許せない」という想念を打ち消すには、「感謝」や「慈悲」が有効です。その相手を思い浮かべて、「感謝できることは何か」を探してみてください。

一時的に不快な気分になったり、抵抗する気持ちが出てくるかもしれませんが、心の平安を得たければ、本気でやってみてください。

どんなマイナスの体験の中にも、結果としてプラスに転じる要素が必ずあります。それに気づいて、感謝します。

難しければ、「ありがとうございます」と繰り返し唱えるだけでも構いません。

相手を許し、自分自身を許すことで、内側の平和と静寂が深まっていきます。

「許せない自分を許す」ことも必要です

許すということは、相手や、相手がしたことを肯定する、ということではありません。

自分自身が過去を手放し、そのことにとらわれず、幸せになるということです。


でも、もしも「どうしても許せない」と思っても、そんな自分を責めないでください。

傷ついた心が癒えるのには、時間がかかることもあります。

そんなときは、「許せない自分を許す」ことから始めましょう。自分が傷ついていることを理解し、自分の思いをありのまま受容していきましょう。


自分自身に思いやりを向けていきましょう。

自分自身に、慈悲深い眼差しを向けてあげましょう。

全ての生命は、幸せになりたいと願い、不快を避けるために行動しています。ただ、その手段が違うだけ。

あなたを傷つけた言葉や行為も、その人が幸せになりたくて、または不快を避けたくてしたことのはずです。

その人も、１人の人間です。
あなたと同じように、心と肉体をもっていて、この人生で、老いや病気、大切な人との別れ、自分自身の死を経験します。悩みや苦しみから解放されたい！　幸せになりたい！　と願っています。
あなたと同じです。

そんなふうに考えると、自分自身に対して、そして相手に対して、慈しみの気持ちが湧いてくるかもしれません。

「変えられるもの」と「変えられないもの」を区別します

悩みや苦しみは、「自分の思い通りにならない」という不満から生じます。

私たちが、悩んでいて苦しいという場合、そのほとんどは、変えられないものを変えようとしているときです。自分の意思で変えられないものに執着すると、苦しくなります。

この苦しみを取り除くためには、「変えられないもの」と「変えられるもの」を適切に区別することが、大切です。それを見極めるには「これは自分がコントロールできることか？」と自分に問いかけることです。

例えば、他人や過去、交通渋滞などの外側の状況は変えることはできません。

すでに終わったこと、考えてもしょうがないことを考え続けると苦しくなります。受けいれず、焦ったり、抵抗したり、愚痴を言ったり、もがいたり、嫌がり続けることは、ストレスが増すだけでなんの意味もありません。自分が影響を及ぼせないことは、手放し、許し、明け渡し、受容していきます。

一方、自分の受け止め方や行動は自分で変えることができます。例えば、緊張を生み出す考え方に気づいてゆるめることや、ゆっくりと深呼吸して、今この瞬間にくつろぎ、平静さを保つことは自分の意思でできるのです。

「変えられないもの」と「変えられるもの」を適切に区別し、自分で変えられないことは受けいれましょう。そして、そのぶん今、自分にできることに意識を向けていきましょう。

あなたにとっての幸せとはなんでしょうか？

幸せは人の数だけあります。
何に幸せを感じるのかは、人によって違うのです。

にも関わらず、私たちは、自分にとっての幸せが何か、意外とわかっていないものです。

自分にとっての幸せが何かわからないままでいると、世間の流行や評価を鵜呑みにしたり、親の価値観や世間体ばかりを気にしたりして、自分の本音を押し殺して生きることになります。

もしもあなたが今、生き辛さを感じているとしたら、それは「自分らしく生きていないよ」というサインかもしれません。

自分にとっての幸せの中で生きるには、自分なりの「幸せの定義」をしっかりもつことが大切です。

それには、自分が何に幸せを感じているのかに、気づく必要があります。

あなたは、いつどんなときに、幸せを感じていますか？
誰と何をしているときが、幸せでしょうか？
あなたにとっての幸せは、なんでしょうか？

答えは、あなたの中にあります。
瞑想で自分の内側を観察する練習をすることで、自分が何に幸せを感じているのかが、見えてきます。

人間関係の悩みから、解放されましょう

「自分らしく生きよう！」と思ったら、自分の感情や欲求を大切にする必要があります。

自分がしたくないこと、嫌なことに「ノー」と言うことで、自分がしたいこと、大切なことに「イエス」と言うことができます。

自分がやりたいことを優先するには、それを妨げることに「ノー」とちゃんと言う必要があるのです。

でも、そんなふうに、自分の気持ちに正直になって、自分が嫌なことを嫌だと言うと、相手をがっかりさせてしまったり、離れていく人が出てきたりすることもあるでしょう。

中には、あなたのためを思って、「それは違う！　やめたほ

うがいい！」と言ってくる人もいるかもしれません。

そんなときは、1度周りのノイズを遮断して、瞑想で心を静めましょう。もしも必要があれば、その相手と自分とのあいだに、しっかりと境界線をひきましょう。

たとえ、それが善意であっても、相手が自分の親であっても、自分の生き方を否定してくる人とは、距離をとったほうがいいのです。

自分を押し殺してまで、誰かの期待に応える必要はありません。

自分と他者とのあいだに境界線をひくことで、自分らしい人生を生きることができるようになります。

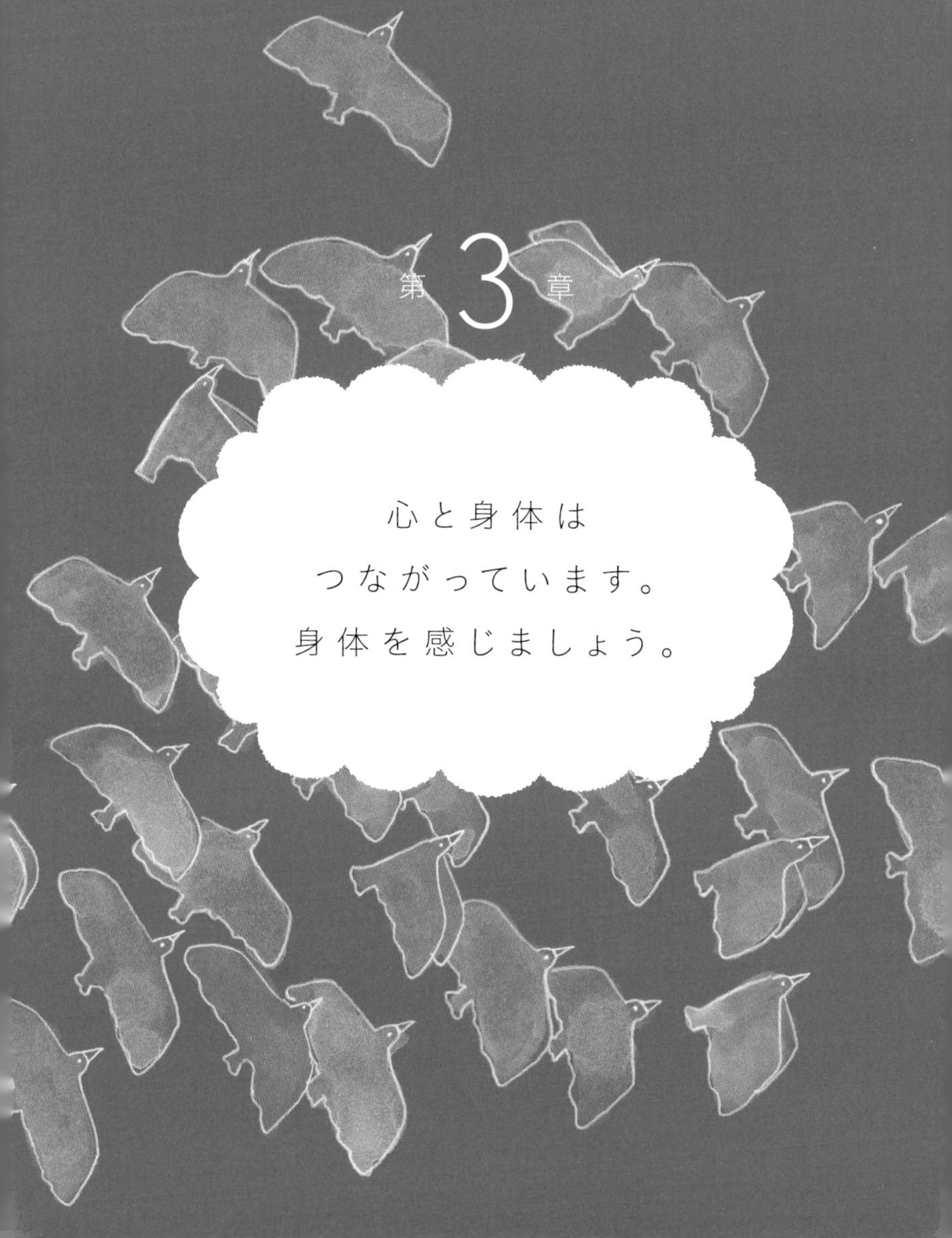

第3章

心と身体は
つながっています。
身体を感じましょう。

身体がゆるめば、心もゆるんでいきます

マインドフルネスのベースにある東洋思想には、「心身一如《しんしんいちにょ》」という言葉があります。

心と身体は、ひとつながりのもの、という考え方です。

心の癖は身体に現れます。

例えば、慢性的にストレスを抱えていると、呼吸が浅くなり、姿勢が悪くなったり顔色が悪くなったりします。

悪くなった姿勢により、ますます深い呼吸がしづらくなり、浅い呼吸が習慣化します。

つまり、心の癖は、やがて身体のつかい方の癖につながるのです。

心の癖が身体に現われるということは、逆に言えば、身体を

変えることで心に働きかけることができるということです。

ヨガで、身体の緊張をゆるめていきましょう。

身体を調整し、呼吸筋を解放することで、呼吸が深くなり、自律神経も整います。こわばっていた筋肉がゆるみ、姿勢がよくなると、心もオープンになりやすくなります。

身体を変えることで呼吸が変わり、呼吸が変わることで、心も変わっていきます。

身体全体を感じてみましょう

身体の感覚に気づく練習です。
身体全体を観察し、その感覚に意識を向けてみましょう。

どんな感覚が身体の中にあるでしょうか？

今、身体の中に不快な感覚はありますか？
それは身体のどのあたりですか？
心地のいい感覚はどうでしょう？
どちらでもない感覚は？

どんな感覚も、ありのまま感じるようにしましょう。

「この感覚は嫌だなぁ」とか、「もっと、こうだったらいいのに……」と、期待や理想を押し付けるのでなく、「そう感じているんだね。それでいい」と、受容的なまなざしを向けていきましょう。

身体全体を感じながら呼吸をしてみましょう。
身体全体を感じながら息を吸って、身体全体を感じながら息を吐く――。

マインドフルに感じるだけでもゆるんでいきます。
身体の声に耳をすまし、呼吸を通して、内側から癒してあげましょう。

呼吸によって、心と身体が1つになっていきます

瞑想で最も大切なのが「呼吸」です。

私たちは、生まれた瞬間に最初の一息を吸い、人生の最後に息を引き取るまで呼吸し続けます。

呼吸は「今、ここ」に常にある身体感覚です。
その当たり前になりがちな「呼吸」に、注意を向けていくのです。

息という字は「自（自分）」に「心」と書きます。
イライラしたり、興奮したりしていると、呼吸が自然と荒く、早くなります。
また、心がおだやかなときは、呼吸はゆったりと、長くなります。

自分の「呼吸」を観察することで、「心」の状態に気づくことができます。

息をとめて、頑張っていることに気づいたら、肩の力を抜いて、リラックスして、呼吸を落ち着けましょう。

呼吸が落ち着くと、徐々に、心も落ち着いていきます。

呼吸に集中し、感覚を研ぎすませることで「心」と「身体」が１つになります。

ゆっくり息を吐くことで、心は安定します

呼吸の秘訣は、ゆっくりと吐くこと。
緊張したとき、心を落ち着けたいときは、吐く息を長くしていきましょう。

吐く息は、副交感神経とつながっています。
副交感神経は、リラックスしているときに優位になる自律神経です。

息をゆっくりと吐くことによって、だんだん、心が安定していきます。

呼吸という漢字は、吐いて、吸うと書きますよね。ゆっくり、遠くに、息を吐き切ってみてください。
吐き切ることで、吸う息が自然と入ってきます。

吐き切っていないのに、吸おう吸おうとしても吸えません。何かを得よう得ようとする前に、まずは不要なものを手放す必要があります。

過去への後悔、未来への不安、自分を責める声、他人への期待など、無意識に握りしめていることに気づいたら、ゆっくりと息を吐いて手放します。

吐く息に、心の中のモヤモヤ、緊張、ストレスなど、不要なものをのせて遠くに吐いていきましょう。

不要なものに気づいて、手放すことで、新しい流れが自然に入ってきます。

瞑想の基本姿勢

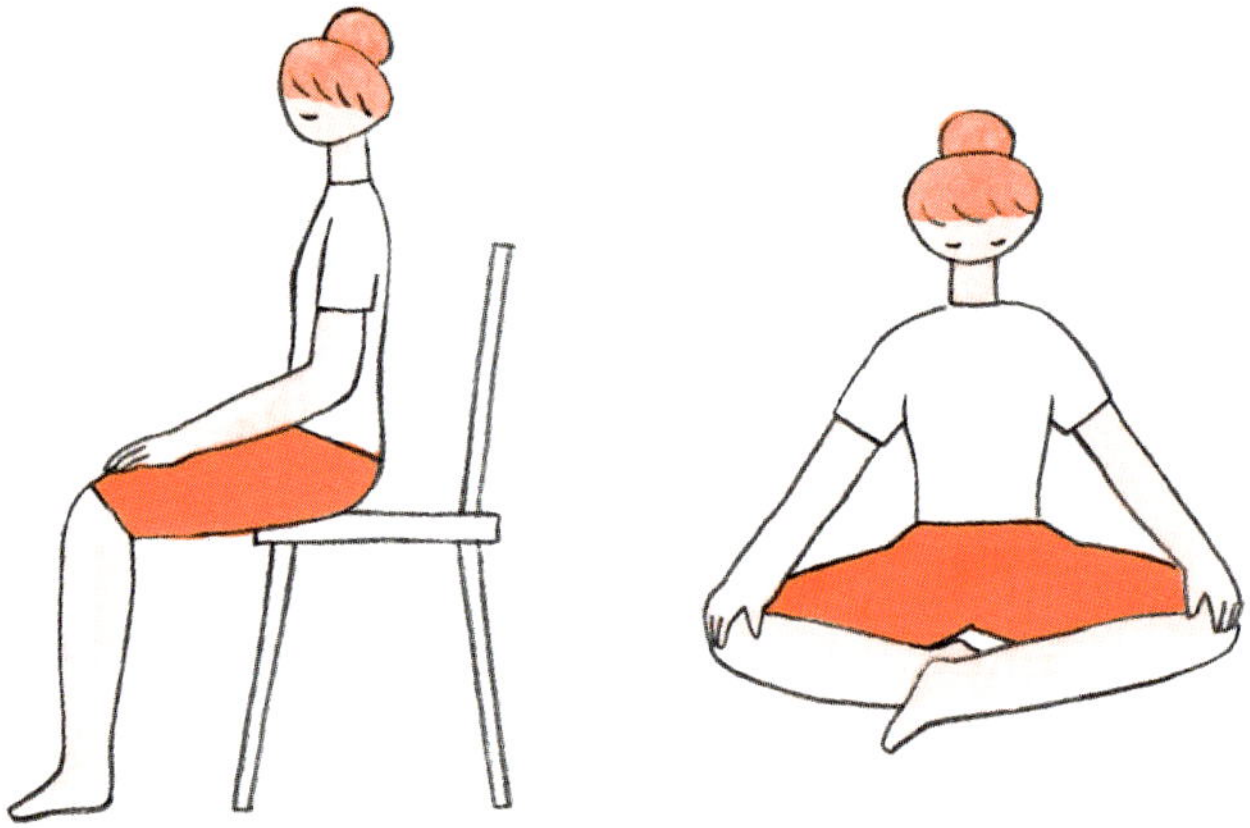

背筋を伸ばして座り、目は軽く閉じるか、
半眼（目を半分ほど開けている状態）にします。
呼吸は鼻から吸って、鼻から吐きます。
呼吸に意識を向け、身体感覚を観察します。
椅子に座って行う場合は、背もたれによりかからずに。

毎日１分でも
瞑想を続けましょう

「マインドフルネス瞑想」は、頭で理解するものでなく、実践して身につけ、体得するものです。

１分間でもよいので、通勤時間などの日常生活にとりいれ、毎日続けましょう。

通勤時間に、歩く瞑想。
待ち時間に、深呼吸。
休憩時間に、注意深く周りの音を聞く瞑想。

隙間時間に１分間瞑想することで、だんだん習慣化していきます。

ヨガは、「動く瞑想」です

瞑想には、「静的な瞑想」と、「動的な瞑想」があります。
動きの中で生じる様々な感覚を観察することで、気づく力が
高められます。

試しに、片手を上にあげてみてください。
どんな感覚があるでしょうか?
体のどのあたりが伸びているでしょうか?

筋肉、骨や関節、皮膚の感覚を感じてみてください。
重力で、血の気が引く感じがあるかもしれません。
ゆっくりと戻します。
戻すときの感覚も、注意深く味わいます。

どうでしょう?

身体に注意を向けることで、ふだんは気づかない感覚に気づいたと思います。


この気づきが大切です。

ヨガは、「動く瞑想」です。

全てのポーズの感覚を、マインドフルネスの実践としてつかっていきましょう。


瞑想で呼吸の感覚を意識したのと同じ。

その瞬間、その瞬間の「身体の動き」や「伸びている感覚」を観察することを目的にしましょう。

どんな感覚もジャッジせずに、平静さを保つことで、平常心や思いやり、受容の心を養うことができます。

内側と外側を浄化し、気の流れを整えます

子供の頃は柔軟だった心も身体も、人生でいろんな経験を重ねていくうちに、硬くなっていきます。
すねたり、ねじれたり、つまったりして、いろんな流れが滞ってきます。

心や身体のこわばりが蓄積し、流れが滞ると、身体や人間関係の不調として表れます。
だから、定期的に、滞ったところを流してあげる必要があるのです。

いっぱいになっているダムの水を、解放してあげるようなイメージです。

ヨガや瞑想で、身体と心を整えましょう。
無意識の力み、偏《かたよ》りに気づき、その緊張をゆるめるだけで、

つまっていた不要なものが流れていきます。

また時には、森や海、パワースポットなど「気」のいいところに出かけたり、家の中を徹底的に片付けたり、不要な人間関係とさよならしたりして、意識的に外側の流れも整えましょう。

もやもやしているところ、滞っているところに光をあてて、どんどん流していきましょう。

心と身体、環境が整うことで、私たちの本質である至福、智慧とつながりやすくなります。

次のページで、簡単に行えるヨガのポーズをご紹介します。

ポーズで痛みを感じたりする場合は、無理をせず、自分の心地よいところで調整してください。

木のポーズ

視線を一点に定め、リラックスして身体の揺れを観察し、
バランスをとりましょう。

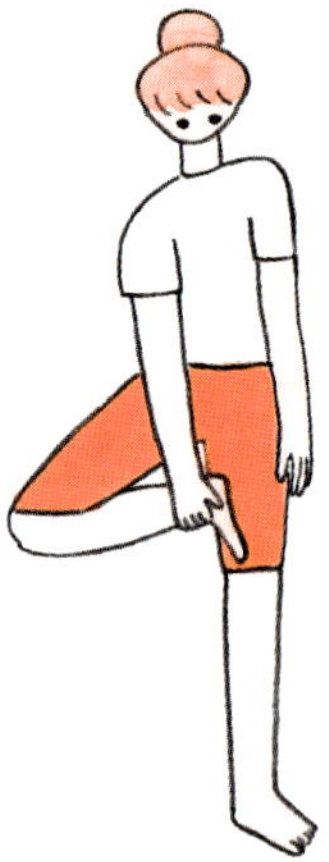

1

両足でしっかり立つ。右手で右足をもち、左足の付け根に置く。バランスがとりづらければ、付け根でなく膝上やすねのあたりなどでもよい。

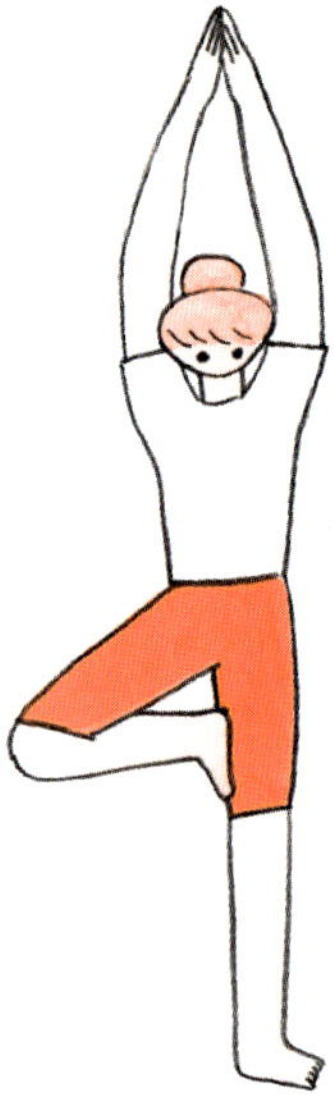

2

両手をゆっくり伸ばして頭上で合掌し、30 秒ほど保つ。足と手をゆっくり下ろし、反対側も同様に行う。

英雄のポーズ

地面を踏みしめ、背骨を伸ばすことで、
心身が安定し、充実していきます。

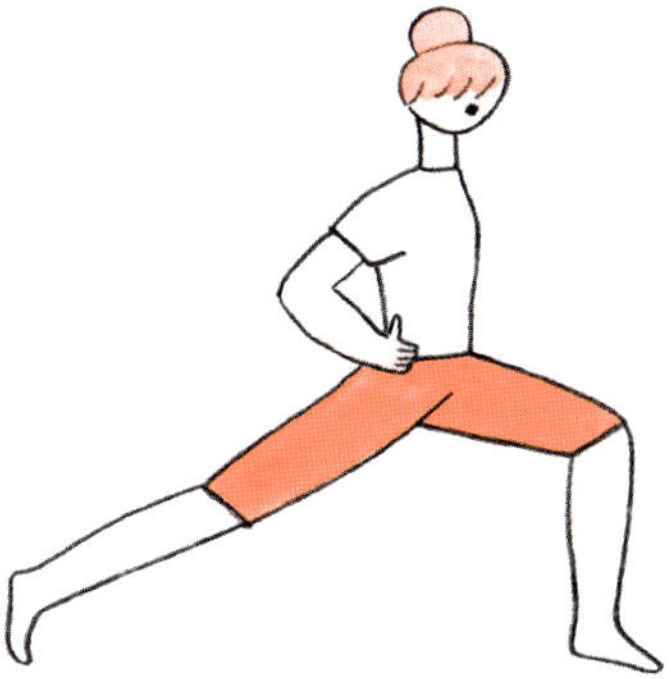

1

両足をそろえて立つ。片足を後ろに引き、つま先を外側に向ける。前の足は、膝の角度90度位まで曲げ、重心を下げる。手は腰に。

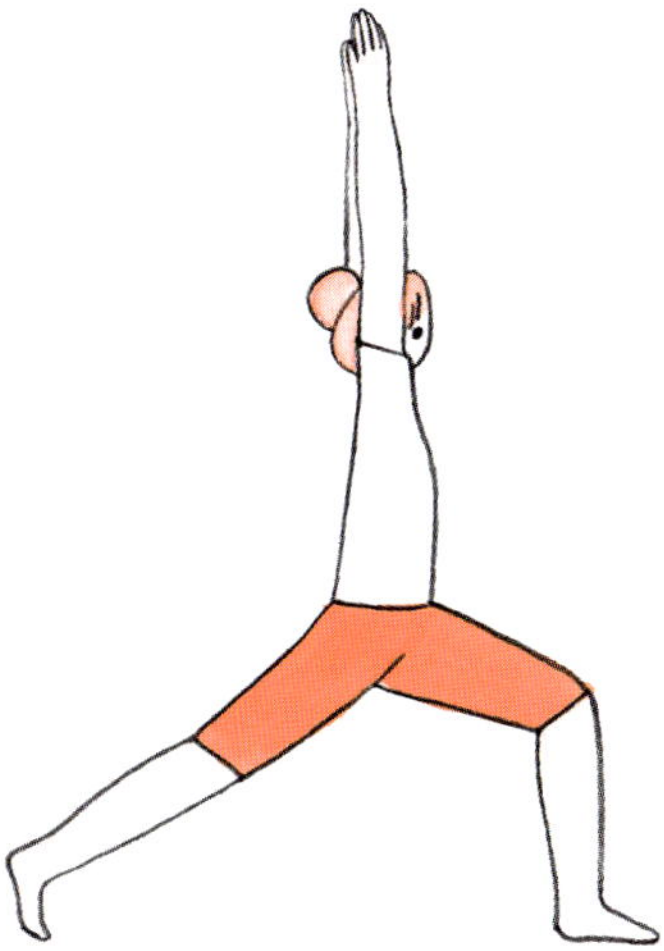

2

両足で地面を踏みしめ腰を伸ばす。両手を上に上げて、姿勢をキープ。骨盤が正面になるように意識する。足を入れ替え反対側も同様に行う。

太鼓橋のポーズ

肩凝り、腰痛、猫背を解消し、胸を開くことで、
呼吸しやすい身体へ。

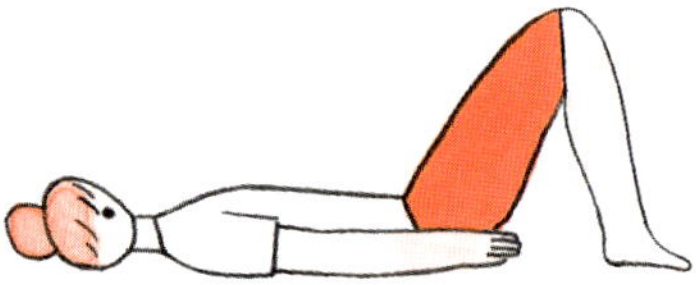

1

床の上にあお向けになり、足を立膝にし、腰幅位に開く。かかとをお尻に近づける。

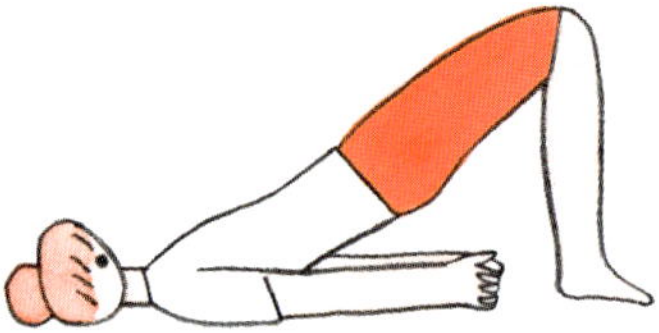

2

息を吐きながら、足の裏に力を入れ、お尻、背中を床から離していく。両手を組み、30秒キープし、背骨からゆっくりおろしていく。

ワニのねじりのポーズ

腰周りの緊張をゆるめ、背骨をまっすぐに矯正します。
便秘解消にも効果的。

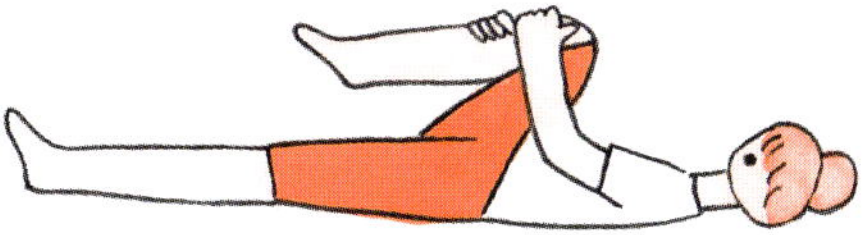

1

あお向けになり、両手で右膝を抱える。

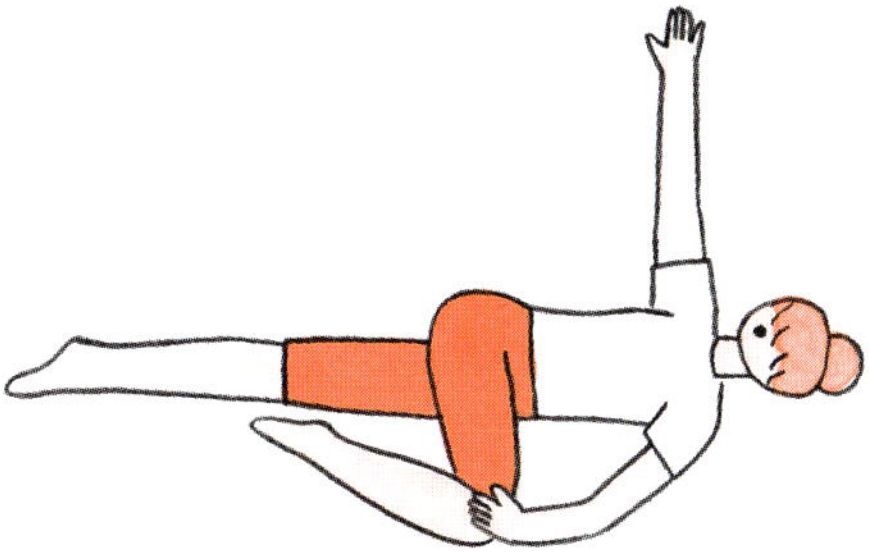

2

左手で右膝の外側を抑えつつ、右足を左側に倒す。
顔と上半身は、右側にねじる。反対側も同様に行う。

不快な感情も、味わえる範囲で味わいます

瞑想中、なかなか心が落ち着かない原因の1つに、向き合っていない未消化な感情（不安や恐れ、焦り、劣等感など）があったりします。

いつも何かを考え続けたり、ずっとテレビをつけていたり、お酒を飲み続けたり、仕事や予定をいれて忙しくしたり、頑張ったり……。

向き合いたくないから、その感情に蓋をするように、強い刺激や別の行動で回避しようとする――。心には、そんな防御機能があるようです。

そうやって自分の感情をごまかし続けるのが癖になっていると、「何もしない」でじっとすることが難しく感じられるかも

しれません。

また、ヨガや瞑想を始めたばかりの頃は、理由もなく涙が溢れてくることがあったりします。

それは、心がゆるんで、オープンになったことで、冷凍保存された昔の感情が解凍され浮上してきただけです。怖がる必要はありません。

不快な感情も味わえる範囲で、味わって消化してあげると、徐々に落ち着いてきて、「何もしない」で静かにリラックスしていられるようになります。

食べ物と食べ方を選ぶと、直感が目覚めていきます

私たちは、意識している、していないに関わらず、食べ物の影響を受けています。

生活が不規則になって、インスタント食品などに食べ物が偏って、体調ばかりか心も落ち込み気味、といった経験は、誰にでもあるのではないでしょうか。

また、落ち込んでいるとき、母親のつくった味噌汁を飲んだら元気になった、という経験も、あるのではないかと思います。

もし、なんだか調子が悪いと感じるなら、食べ物を変えてみましょう。

食事が乱れると感情が乱れ、身体が弱り、感性も鈍くなっていきます。

できる限り、生命エネルギーがいっぱいつまった新鮮な食材をつかって、心をこめて丁寧につくられた食事をとるようにしましょう。

また、「食べ方」も大切です。

好きな場所で、好きな人と、楽しい話をしながら、おいしく味わうといいですね。または1人で、しっかりとその食事と向き合うのもオススメです。

「味覚」に意識を向けて、ゆっくり味わいましょう。

一口一口を大切に味わうことで、少ない量でも満足できるので、食べすぎることも減ります。

食べ物と食べ方を変えることで、体調が整い、直感が目覚め、自分の能力、才能が発揮されやすくなります。

うまくいかないときは、「バランス」を意識しましょう

最近、人間関係や仕事などでなんだかうまくいかない、と感じているなら、頑張りすぎてバランスを崩しているのかもしれません。

無理をして頑張って、それでもまだ無理を続けていると、病気になったり、体調を崩して強制的に休まされる状況になったりします。

人間関係においても、相手に期待しすぎたり、我慢して自分を抑え続けていると、あるとき突然、爆発してしまったりします。

頑張りすぎて、そんなふうになる前に、自分でバランスをとってみましょう。

頑張りすぎていることに気づいたら、思いきり怠けてみましょう。

1人で重荷を抱え込んでいるのなら、周りの人に甘えてみましょう。

対人関係で疲れたら、ケータイの電源をオフにして1人の時間を大切に過ごすのもよいでしょう。

「陰」極まれば陽となり、「陽」極まれば陰となる。

あえて対極の時間の過ごし方をとりいれることで、両極が統合され、バランスがとれて、心が安定します。

心の声に耳をすませて、内なる知性を目覚めさせましょう

人生の選択で迷ったときは、身体の感覚に聞いてみましょう。

それを本当にやりたいのか？
どっちに進んだらいいのか？

その答えはあなたの中にあります。
あなたが感じていることを、大切にしましょう。

正しいか間違っているか、どちらが損か得かを頭で考えるのをやめて、やりたい！　おもしろそう！　好き！　のほうを大事にしましょう。

「〜すべき」「〜しなきゃならない」といった恐れや不安、義務感ではなく、「〜したい」「なんとなく気になる」といった自

分の素直な気持ち、欲求を大切にしましょう。
このワクワクや直感とつながるには、今この瞬間に意識を向けて、心を安定させること。

瞑想で心を静めていくことで、内なる知性が目覚め始めます。ヨガの実践を通して、呼吸の状態や身体の感覚に気づく力が養われます。

自分のワクワクや直感をキャッチできるようになるので、より自分らしく生きることができるようになるのです。

自分の中のもっとも高い知性が、内側の感覚、生理反応の変化を通して、自分が人生で大切にしたいことを教えてくれるかもしれません。

第4章

マインドフルネスが深まった後の世界で、あなたが出会うもの。

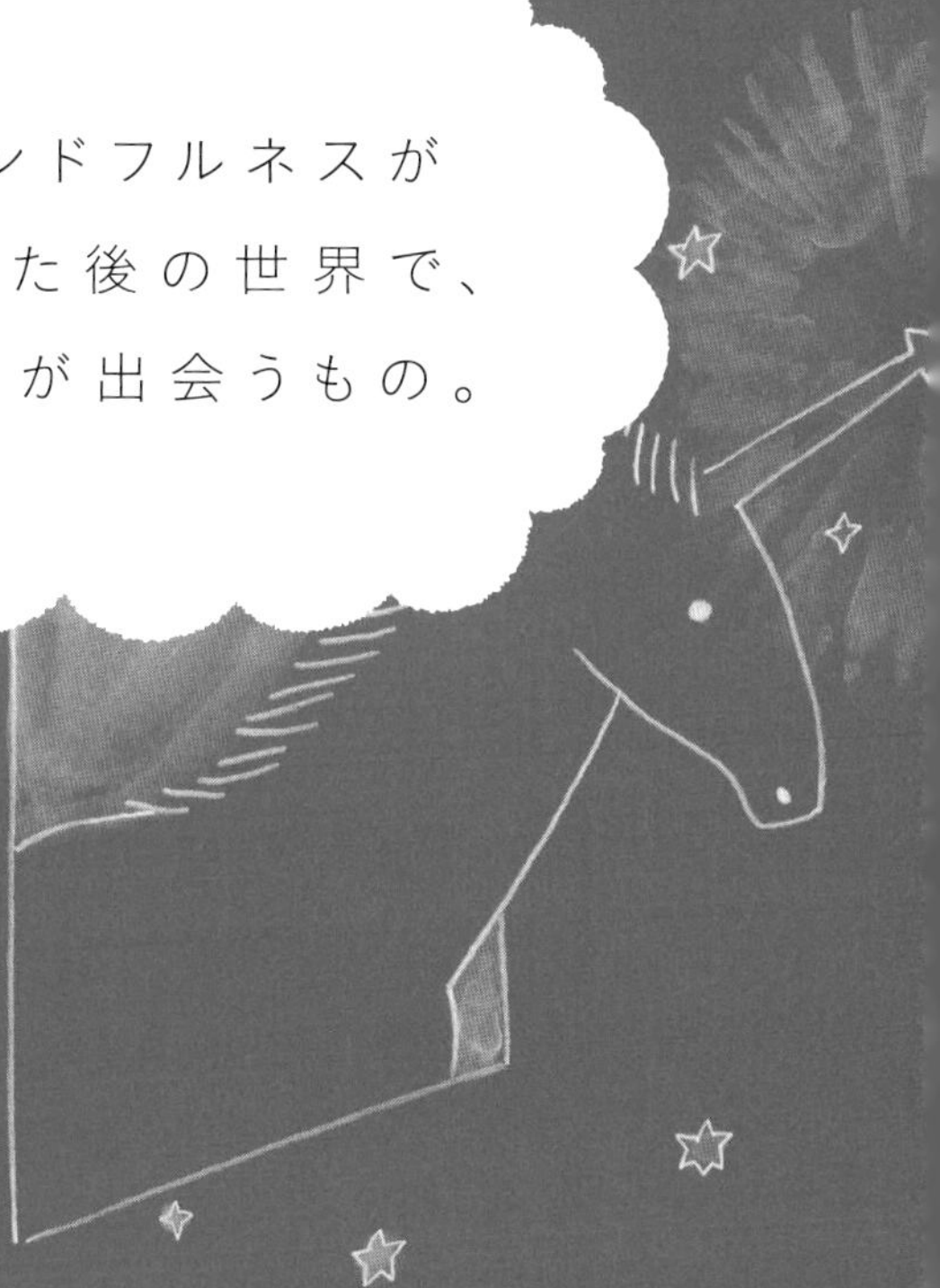

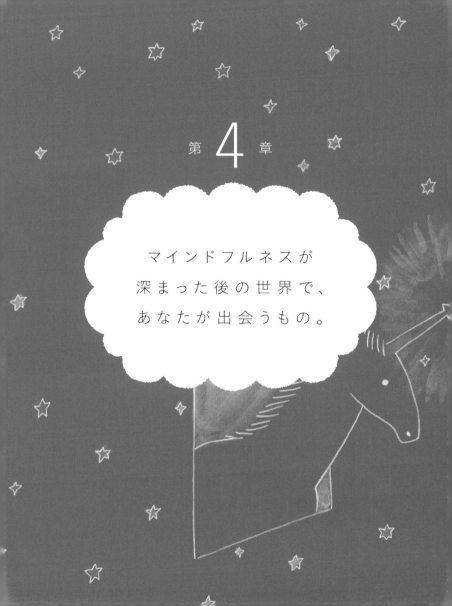

思考に、振り回されなくなります

「マインドフルネス瞑想」は、「自分を客観的に見つめる練習」です。自然に湧いてくる思いや考えも、少し引いたところから見ていきます。

少し注意深く、頭の中を観察してみましょう。
「今、何を考えてる？」と自分に問いかけてみてください。
頭の中の声を、聞くことができるのではないでしょうか？

ふだんの私たちは、この頭の中の声に気づいていません。自分が、今、何を考えているのか、その思考によって、どんな気分や感情になっているのか、あまり自覚していないのです。

なぜ気づいていないのかというと、自動的に湧いてくる思考そのものになっているからです。思考と一体化しているため、自分が何を考えているのか気づいていません。

しかし、「今、何を考えてる？」と自分に問いかけた瞬間、自分と思考の間にわずかにスペースができます。思考から離れ、頭の中の声を客観的に観察する側にシフトすることができます。マインドフルネスでは、この観察者の視点を養っていきます。

それによって、自分の思考プロセスを客観的に見ることができるようになります。

気づきのトレーニングによって、一体化していた心と適度な距離ができて、不要な思考を受け流せるようになり、自分の心とうまく付き合えるようになるのです。

マインドフルネスで、ストレスが軽くなるのはなぜでしょうか

マインドフルネスでストレスが軽くなると言われますが、ストレスそのものを感じなくなるわけではありません。

実は、ストレスを感じる状況での反応の仕方が変わるだけなのです。

マインドフルネスを実践すると、自分の感情に気づき、その状況を意識的にとらえ直してみよう、自分の反応を選択しようと思うことができるようになります。

例えば、誰かと話していて、怒りを感じるような場面で、その感情にすぐに気づけると、その怒りが大きくなる前に、深呼吸したり、意識的に話題を変えたり、その場を離れたりすることができます。

また、その出来事や状況に対する視座を変えてみたり、相手に思いやりの気持ちを向けてみることで、怒りで反応しないようにすることができます。

私たちの思考と感情は密接に関連しているので、物事に対するとらえ方を意識的に変えることで、感情を適切に調整することもできます。

つまり、マインドフルネスを習慣化すると、上手な心のつかい方が自然とできるようになるのです。

「本当のあなた」は、思考でも感情でもありません

瞑想を続けていくと、私たちの本質は、思考や感情ではなく、その背景にある「気づいている意識」であることが実感としてわかります。

頭の中の声ではなく、揺れ動く感情の波でもなく、それを観察しているのが自分である、ということに気づきます。

ヨガの哲学では、この観察者の視点が、私たちの本質である、と言います。

勝手気ままに湧いてくる思考は「偽の自分（＝エゴ）」で、「本当の自分」ではないと言います。

しかしながら、私たちは幼い頃から、この頭の中の声と一体化しているため、「私＝思考」ではないと言われても抵抗があ

るかもしれません。

でももし、「私」＝「心（思考や感情）」ととらえるなら、自動的に湧いてくる思考や感情を全て鵜呑みにしてしまい、自分の心をコントロールすることはできません。

その一方で、思考や感情は、「私の一部ではあるけど本質ではない」ととらえると、自分と心との間に少し距離が生まれます。

自動的に湧いてくる思考や感情と距離をとれるようになると、その出来事に対する考え方や反応を意識的に選択しやすくなるのです。

「本当の自分」は、映画のスクリーンのようなものです

映画館で、映画を観ているところを想像してみてください。
そこでは様々な物語、人生ドラマが上映されています。

映画が始まって5分もしないうちに、物語に没入して、自分が映画を観ていることを忘れてしまいます。

その主人公に感情移入して、まるで自分が主人公になったかのように、物語を体験します。
この映画の主人公が「偽の自分(=エゴ)」です。

では「本当の自分」とはなんでしょう?
「本当の自分」は映画のスクリーンのようなもの。
まっさらなスクリーンには、様々な色や形が映し出されています。

私たちの本質は、このスクリーンのように様々な現象を映し出す純粋な意識です。
その意識は、瞬間、瞬間をありのまま観察しています。
分析したり判断したりせず、ありのままを映し出しています。

思考や感情を、人生で起こるドラマを、ただ映し出している背後のスクリーン。

それこそが「本当の自分」です。

「ワンネス」
全ての生命はつながっています

私たちの本質は、「気づいている意識」です。

この「気づいている意識」には、境界線がありません。年齢も、性別も、役割も、判断もなく、形もない、「ひとつながりの意識」です。

全てはこの「ひとつながりの意識」の現れなのですが、魚が、自らが泳ぐ海を意識していないのと同じで、私たちはふだん、それに気づきません。

あまりにも当たり前にあるので、見過ごされてしまう感覚なのです。

では、どうやって、それを実感できるのでしょう。

そのためには、思考を静めること。自然に湧いてくる思いや考えを受け流し、今この瞬間に意識を集中させ続けていくと、徐々に心の働きが静かになり、「私が存在する」という感覚だけが残ります。

「I AM」――存在しているという感覚。
これが私たち生命のエッセンス（本質的要素）です。
この生命の感覚が、映像の背景にある真っ白なスクリーンなのです。

身体を整えて、呼吸を整えて、思考や概念を一切通さず、今ここにあるものをただ観察することで、映画の主人公から、その背景にある真っ白なスクリーンにシフトすることができるのです。

「呼吸」という錨で、大きな海と1つになります

もともとYOGA（ヨガ）の語源は、暴れ回る牛馬などに、くびきをかけるという、サンスクリット語の「yuj（ユジュ）」から来ています。

「yuj（ユジュ）」とは、「つながる」という意味。

「心」と「身体」
「自分」と「他人」
「小宇宙」と「大宇宙」

など、バラバラだったものが、ひとつながりになった状態のことを意味します。

ヨガの基本は、「呼吸」に意識を向けること。

「呼吸」は船の錨《いかり》のようなものです。「呼吸」という錨をつかうことで、激しく揺れ動く心の「波」の下へと潜っていくことができます。「呼吸」が落ち着いてくると、心の「波」（＝思考や感情）が静かになっていきます。

心のさざ波がおさまると、大きな意識の「海」と溶け合います。頭の中の時間という概念も消え、永遠に続く「今、ここ（気づいている意識）」だけが残ります。

それは、表面の揺れ動きの影響を受けない深い「静寂」です。

「小さな波」から「大海」へ

マインドフルネスのベースにある東洋思想では、人生で出遭う様々な苦悩は「私という個体がある」と思ったところから生まれて来る、と言います。

私たちはふだん、身体や思考、名前や役割を「自分」だと信じ、私という変わらない個人が存在するような錯覚に陥りがちですが、それこそが、苦悩の源だと言うのです。

この苦しみから解放されるための手段として瞑想が伝えられてきました。瞑想が深まると、私の本質（本当の自分）は、意識であり、ひとつながりのエネルギーであることを実感することができます。

例えるなら、「波」と「海」のようなもの。

「波」は時間とともに移ろい、現れては消えていきますが、

「海」そのものはなくなりません。

「私」という記憶、思考や身体、形あるものは消えていきますが、本質部分にある「生命」は永遠になくなりません。

本当の「私」は「小さな波」ではなく、「大きな海」なのです。瞑想で分離感が消えて、全体性とつながることで、苦しみの源であった間違った自分観が変わっていきます。

「私」が生命を所有しているのではなく、大きな1つの「生命」全体の表現として、一時的に「私」という人間の形をとっている。

そんなふうにとらえなおすことで、死への恐れ、嫉妬や劣等感や無価値感といった苦しみからも解放されます。

「全てが変わっていくこと」だけが、真実なのです

今から2500年以上も前に、宇宙の真理を見抜いたブッダは、「色即是空《しきそくぜくう》　空即是色《くうそくぜしき》」と説きました。

これは、形ある物質や現象である「色」は、実態のない「空」であり、実態のない「空」は、この世の物質や現象である「色」である、という意味です。

私たちは、形（色）ある存在であり、その背後にあるエネルギー（空）でもあるというわけです。

宇宙全体のエネルギー（空）は、増えることも、減ることも、汚れることも、きれいになることもありませんが、現れる形（色）は波のように流動的です。瞬間瞬間、皮膚の内側と外側の現象は、絶えず変化し続けます。

今この瞬間も、私たちの体の中の細胞は常に入れ替わり、小

さな生と死を繰り返し変化し続けています。ずっと変わらない自分など存在しないのです。

私という限定された、ずっと変わらない個体など存在せず、全ては移ろっていく、つかの間の存在です。

ブッダが言うように、「全ての生命、物質、それを構成する分子は、一時的に集まっているだけで無常なもの」なのです。

この世界は、諸行無常。

ずっと変わらないものなど存在しない。

全ては変わっていく。

これだけがずっと変わらない真実です。

この真実を頭ではなく、実感するためのツールとして、瞑想があります。

周りにいる人の幸せを願い、分かち合いましょう

瞑想により、「私」の本質は変化し続けている1つのエネルギーであり、周りの人も本質は同じで、「ひとつながりの意識」の現れであることが実感できると、自分や他人、他の動物、生きとし生けるもの全てがつながっている一体感が深まり、仲間意識が芽生えます。

この一体感、仲間意識は、「慈悲の瞑想」によっても深めることができます。

「慈悲の瞑想」では、まず自分の幸せを祈り、そこから自分の親しい人たち、さらには生きとし生けるものの幸せまで祈りを広げていきます。

不思議なことに、人は、他人の幸せを祈るときに最も幸せを

感じることができるそうです。

人が喜んでいるところや、人の悩み苦しみが解放されていくところをイメージし、周りの人の幸せを祈ることで、自分の胸の奥に温かく、明るいエネルギーが広がっていきます。

日常生活でも、喜んでいる人、幸せな人と、喜びを分かち合いましょう。また逆に、悲しんでいる人や傷ついている人へ慈しみの気持ちを向けてみましょう。

他人の喜び、苦しみを、自分の喜び、苦しみと感じる力が高まることで、自分という枠が広がり、内なる平和とつながることができます。

全ての生命に、
感謝して生きましょう

私たちはひとつながりの生命で、互いに依存し合い、支え合いながら生きています。

あなたの中には無数の生命があります。これまで食べてきたたくさんの生命。そして、今も、自分の細胞だけでなく、微生物、バクテリアと共存しています。

もしも、それらの生物たちに「これは私の身体だ！　ここから出て行け！」と言って追い出してしまったら、「私」は生きていけません。

1つの身体の中にも、多くの生命が存在し、お互い助け合って生きているのです。

自分を支えてくれる小さな生命に感謝しましょう。

あなたという存在は、無数の生命が縁あって集まって、生かされているのです。

あなたは1人で生きているわけではないのです。

あなたは宇宙を構成する1つの要素であり、宇宙全体に流れ続ける生命の大河です。

この身体が数え切れない無数の生命に支えられているように、宇宙全体も、あなたなしには成り立たないのです。


深い絆で結ばれて、助けたり、助けられたりして生きている私たち。誰一人、自分だけで存在することはできず、周囲とエネルギーを循環して、相互に依存して存在しているのです。


あなたは宇宙の一滴であり、全体です。

あなたは宇宙そのものなのです。

おわりに

全ては、あるがままで完璧

今、ここにある幸せに気づきましょう。

満たされるために何かをする必要はありません。私たちの存在そのものが、完全なものであり、全体であり、喜びです。

日常生活の中にあるたくさんの幸せに気づき、感じとりましょう。

食事をするときは、味を楽しむ。
人と話すときは、会話を楽しむ。
お風呂に入るときは、温かさを楽しむ。
眠るときは、そのくつろいだ感じを楽しむ。

繊細に意識を向けることで、当たり前の中にある幸せに気づくことができます。「今、ここ」を大切に生きることで、未来も過去も消えていきます。

人生の流れを信頼しましょう。今の状況がどうであれ、現状を受けいれ、人生を信頼してみます。

頑張って苦しくなっているときは、どこかに向かうモードから、何もしないで、ただ存在するモードに切り替えましょう。

心にスペースをつくり、自分自身の本質とつながることで、「大丈夫」「全ては、あるがままで完璧」という安心感が深まっていくはずです。

最後に、この本を通して、あなたに出会えたご縁に感謝します。

2017年7月　吉田昌生

吉田昌生

よしだ・まさお

一般社団法人マインドフルネス瞑想協会代表。福岡県出身、神奈川県在住。精神的な不調和を経験したことをきっかけに、理想的な心と身体のあり方を瞑想、ヨガ、心理学などを通して研究。インドをはじめ35カ国以上を巡り、様々な文化に触れながら各地の瞑想やヨガを実践する。その中でマインドフルネスに出会い、その効果に感動。以降、マインドフルネスの普及に努める。現在はマインドフルネスに関する執筆の他、日本各地でマインドフルネスをベースにしたヨガクラスやマインドフルネス瞑想の講座、講演会を行う。

主な著書に『1日10分で自分を浄化する方法　マインドフルネス瞑想入門』(WAVE出版)、『1分間瞑想法』(フォレスト出版)、『3分間マインドフルネス』(Gakken)、『マインドフルネス　怒りが消える瞑想法』(青春出版社)などがある。

イラスト　安福 望
ブックデザイン　小口翔平＋上坊菜々子＋喜來詩織（tobufune）

こころが軽くなる
マインドフルネスの本

2017年 8月15日　初版第1刷発行
2022年11月24日　初版第2刷発行

著　者　　吉田昌生

発行者　　松原淑子
発行所　　清流出版株式会社
〒101-0051
東京都千代田区神田神保町3-7-1
電話　03-3288-5405
HP　https://www.seiryupub.co.jp/

編集担当　秋篠貴子
印刷・製本　大日本印刷株式会社

乱丁・落丁本はお取替えいたします。
ISBN978-4-86029-465-6